LA
TRANSFUSION DU SANG

APPLIQUÉE AU

TRAITEMENT DES BLESSÉS

PARIS. — IMP. E. MARTINET, RUE MIGNON, 2.

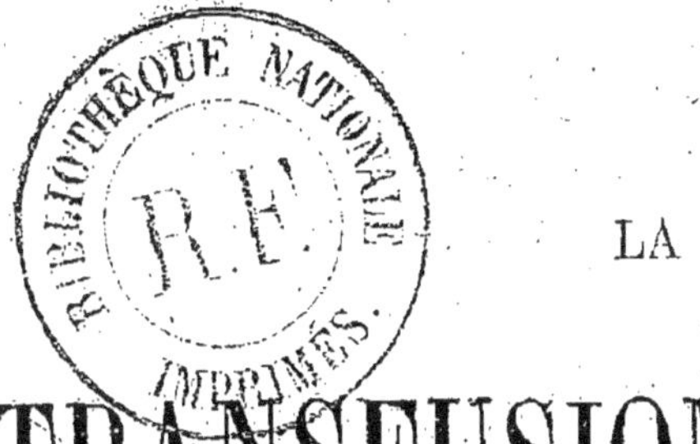

LA
TRANSFUSION DU SANG

APPLIQUÉE AU

TRAITEMENT DES BLESSÉS

MÉMOIRE

PRÉSENTÉ A SON EXCELLENCE LE MINISTRE DE LA GUERRE

PAR

Le Dr L. DE BELINA

Ancien chef de clinique,
Ancien professeur agrégé à la Faculté de médecine de Heidelberg.

PARIS

VICTOR MASSON ET FILS

PLACE DE L'ÉCOLE-DE-MÉDECINE

1870

LA

TRANSFUSION DU SANG

APPLIQUÉE AU

TRAITEMENT DES BLESSÉS

Des expériences concluantes, tant sur l'homme que sur des animaux, ont établi que le sang d'un individu injecté dans la circulation d'un autre individu de même espèce fonctionne comme le sang normal et le remplace absolument.

De plus, par des expériences sur l'homme décrites dans les *Comptes rendus de l'Académie des sciences* (4 octobre 1869), ainsi que par d'autres expériences sur des animaux faites devant une commission de l'Académie de médecine de Paris, j'ai prouvé que l'opération de la transfusion est devenue des plus simples et des moins dangereuses.

Il est donc évident que nous avons dans ce procédé un remède puissant que l'on peut surtout avoir l'occasion d'employer en temps de guerre dans des cas paraissant même désespérés.

Beaucoup de blessés meurent d'anémie consécutive à l'hémorrhagie; le remplacement direct du sang perdu, après avoir fait une ligature des vaisseaux blessés, paraît être le remède le plus logique.

De plus, il arrive souvent que l'anémie post-hémorrha-
gique met le blessé dans l'impossibilité de subir une opération nécessaire, comme par exemple une amputation.
C'est dans ces circonstances qu'une tranfusion, pratiquée
avant ou après l'opération, peut rendre au malade les forces
nécessaires pour y résister ; et c'est même, dans certains
cas, le seul moyen qui puisse sauver la vie.

Les causes principales de l'insuccès de la transfusion du
sang, et, par suite, du discrédit où est tombé ce système en
France, sont : l'emploi du sang non défribriné, le défaut
de mesure de la quantité du sang à employer, l'injection
trop précipitée, et enfin l'inperfection des instruments et
des procédés opératoires.

L'emploi du sang non défibriné peut entraîner deux
choses : ou bien, le sang se coagule dans les tubes de
l'appareil et le caillot qui se forme rend la transfusion
impossible en s'opposant au passage du liquide ; ou bien,
le caillot formé est chassé de l'appareil et pénètre dans la
veine, ce qui rend l'opération dangereuse et même fatale.

Lorsque les caillots sont trop grands, ils amènent inévi-
tablement l'obstruction de l'artère pulmonaire et une
mort subite ; si la mort n'est pas immédiate, elle peut être
produite par une embolie résultant du dépôt des caillots
dans un point quelconque de la circulation.

La fibrine n'est pas une partie essentielle du sang et
peut en être retranchée sans inconvénient. Bien plus, la
préparation que l'on fait subir au sang pour le défribriner
possède l'avantage de le saturer d'oxygène et de le débar-
rasser de l'acide carbonique.

Qnant à la quantité, on a souvent employé ou trop de
sang, ou trop à la fois, ou bien on l'a introduit trop vite

ou d'une manière irrégulière ; de là afflux au cœur, paralysie consécutive, ou tout au moins, congestions dangereuses dans différentes régions de l'organisme.

Pour pratiquer la transfusion du sang on s'est servi jusqu'à présent de différentes seringues ne répondant qu'imparfaitement aux conditions physiologiques de cette opération, savoir :

1° Que l'appareil puisse être tenu dans un état de propreté parfaite ;

2° Que sa capacité soit suffisante pour contenir la quantité nécessaire de sang et qu'il puisse être manié facilement et avec précision ;

3° Qu'il soit possible de conserver au sang la température voulue ;

4° Que l'introduction des bulles d'air dans la veine soit rendue impossible.

Les seringues ordinairement employées pour la transfusion se composent d'un cylindre en verre muni des pièces accessoires de métal ou de caoutchouc et d'un piston recouvert de cuir graissé. En fixant au cylindre les pièces accessoires, il reste toujours entre ces parties des rainures. Dans ces rainures s'introduisent toujours de la poussière, des petits morceaux de mastic et surtout du sang qu'il est très-difficile d'enlever complétement ; ce sang entre en décomposition et peut infecter celui qui servira à une seconde transfusion.

Les pistons sont aussi, à la longue, très-difficiles à conserver dans un état de propreté absolue. Le cuir absorbe toujours un peu de sang ; la graisse devient rance, et du cuir du piston se détachent des matières étrangères qui altèrent facilement le sang et produisent dans les poumons diverses lésions pathologiques comme des embolies et des abcès. Plusieurs physiologistes prétendent que l'introduction des corps étrangers dans la circulation pourrait être même le point de départ de la formation des tubercules.

L'appareil de M. Mathieu avec son piston perforé et le tube capillaire en caoutchouc vulcanisé gris, d'un calibre trop mince, est encore plus difficile à bien nettoyer que la plupart des autres seringues. Puis, le caoutchouc perd incessamment des parcelles de soufre qui viennent corrompre le sang. De plus, il est impossible de conserver à celui-ci la température voulue. Et même, si c'est du sang défribriné qui ne se coagule pas, il se refroidit à la large surface de l'entonnoir, en traversant la pompe, la tige creuse du piston, le tube de caoutchouc et l'ajutage trop mince; alors il coagule par sa basse température le sang de la veine et provoque les accidents graves qui résultent de l'entrée des caillots dans la circulation. C'est ainsi que toutes les opérations faites avec l'appareil de M. Mathieu n'ont eu d'autres résultats que la mort des malades.

Je crois avoir évité tous les inconvénients que je signale dans les autres appareils en construisant le suivant qui consiste en :

1° Un flacon renversé cylindrique de verre, de 25 centimètres de hauteur sur 5 centimètres et demi de diamètre. Ce flacon se termine à la partie inférieure par un goulot de 4 millimètres de diamètre. Au-dessous de la partie supérieure existe un orifice b de 1 centimètre et demi de diamètre. Ce flacon est construit pour contenir 250 grammes de sang de zéro à 250 degrés ; au-dessus de 250 degrés, reste une chambre qui contiendra de l'air.

2° Une pompe à air comprimé, composée de deux ballons de caoutchouc, réunis et se terminant par un tuyau également en caoutchouc. Le premier ballon p, d'environ

5 centimètres de diamètre sur 7 de longueur, est fermé du côté extérieur en *r* par une soupape qui s'ouvre de dehors en dedans, et, du côté intérieur en *o*, correspondant au

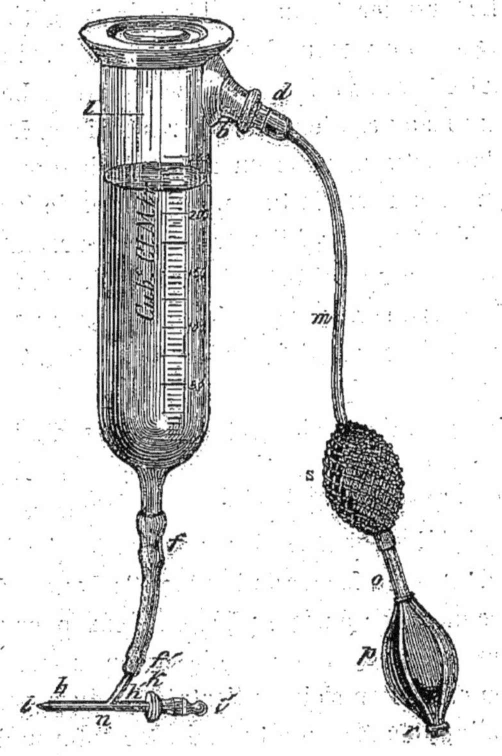

Cet appareil se trouve chez *Lüer*, à Paris, 19, place de l'École-de-Médecine.

second ballon *s*, il est fermé par une soupape s'ouvrant en sens inverse. La seconde soupape sert de communication entre le premier et le second ballon ; celui-ci, à l'état de repos, présente une longueur de 7 centimètres et un diamètre de 3 centimètres, qui peut acquérir celui du premier ballon. Il est entouré d'un filet destiné à limiter le degré de distension. Le tuyau *m*, également en caoutchouc, qui termine le second ballon, a 27 centimètres de long sur 4 millimètres de diamètre.

3° Un trocart composé de deux tuyaux en argent et d'un stylet. Le premier tuyau *f'n*, long de 2 centimètres, se décharge à angle presque droit, avec une légère inclinaison, dans l'autre tuyau *hh'* long de 5 centimètres. Le diamètre des deux tuyaux est de 2 millimètres environ. Le stylet *ii'*, garni d'un petit manche en forme de bouton, s'ajuste à frottement doux avec le tuyau. La pointe, de forme triangulaire, dépasse de 5 millimètres l'ouverture dudit tuyau. Près de *k* il y a un ressort qui se détend, quand on retire le stylet, dans une rainure située sur la tige de celui-ci, et, de cette manière, empêche qu'on puisse le retirer davantage.

Les trois parties s'ajustent entre elles de la manière suivante :

L'orifice *b* est rempli par un bouchon perforé en caoutchouc qui, lui-même, contient une canule d'ivoire ressortant en dehors en forme de bouton. Ce bouton est recouvert avec une gaze épaisse pliée en deux pour arrêter la poussière et les germes organiques en suspension dans l'air. Sur ce bouton s'ajuste l'extrémité du tuyau *m*.

Le goulot *f* du flacon est réuni avec le tuyau du trocart terminé en bouton *f'* par un tube *ff'* en caoutchouc noir, de 12 centimètres de long sur 4 centimètres de diamètre.

Afin d'éviter une trop grande variation dans la température du sang, surtout si l'on est obligé d'injecter très-lentement, et si la température de la chambre du malade n'est pas très-élevée, le flacon peut être muni d'une couverture de laine; on y a ménagé une échancrure qui permet de voir la quantité de sang fournie au malade à l'échelle métrique gravée sur le flacon.

La description de l'appareil terminée, voici comment on opérera la transfusion : on commence par défibriner le sang, à l'aide de baguettes en verre tordu ; puis, on le filtre à travers une toile épaisse, et on l'introduit par l'ouverture b avec un entonnoir de verre dans le flacon. On ferme l'ouverture b avec un bouchon de caoutchouc noir, et on place le flacon dans un bain d'eau chauffée à 40 degrés.

Après avoir bandé le bras du malade, comme pour une saignée, on découvre la veine médiane, en pratiquant une incision de 1 centimètre de long. On retire le flacon de l'eau, on le sèche ; puis, tenant le col en bas, on tire le bouchon de caoutchouc et on y introduit la pompe à compression.

On retire alors le stylet jusqu'à n, et le sang chasse tout l'air contenu dans le tuyau du trocart dans la direction de la communication $f\ n\ i$, qui se rétablit de cette manière. Lorsqu'on s'en est assuré, en voyant couler le sang par l'ouverture du tuyau, il faut remettre le stylet, essuyer le trocart, faire tenir le flacon par un aide, et, après avoir fixé la veine avec la main gauche, y enfoncer le trocart, puis retirer le stylet.

On enlève alors la bande du bras ; on fait maintenir le trocart par l'aide ; prenant ensuite le flacon de la main gauche, on manie avec la droite la pompe de compression. Chaque pression sur le ballon p fait venir environ 20 à 30 grammes d'air dans l'espace l ; l'air est comprimé au dedans et pressé sur le sang. En maniant ce ballon d'une façon suivie et en réglant l'écoulement du sang par l'introduction du stylet, qui peut être ici employé comme un robinet, on parviendra à faire couler le sang dans la veine d'une façon sûre et uniforme.

Beaucoup de chirurgiens sont d'avis que tous les appareils spéciaux et compliqués sont superflus, qu'un bistouri, une pincette et une seringue à lavement qu'on trouve partout suffisent pour pratiquer la transfusion. Cette tendance vers une simplicité primitive est déplorable.

Pour résoudre un aussi grand problème, il faut des moyens appropriés. La transfusion du sang est une opération physiologique par excellence; elle demande conséquemment un appareil qui réponde aux exigences physiologiques.

L'organisme humain est très-compliqué. Tous les matériaux qui arrivent dans le sang passent par tout un système de filtres; l'air même que nous respirons pénètre par un canal dont les poils et la membrane pituitaire retirent la poussière, en même temps que l'air des fosses nasales réchauffe celui que nous aspirons.

Si nous voulons donc remplacer le sang d'un individu par le sang d'un autre, il faut que ce sang passe par un médium convenable à l'état physiologique.

Le temps où on voulait tout faire avec un bistouri et une pincette est passé pour la chirurgie. Il y a des opérations qui, en se perfectionnant, deviennent plus compliquées; et si quelques chirurgiens se plaignent des appareils et des procédés minutieux, beaucoup de malades leur doivent leur salut.

Le perfectionnement, s'il est réel et incontestable, s'il sauve même un seul malade sur cent, est une raison suffisante pour faire adopter l'appareil nouveau et réserver les seringues à lavement à leur usage habituel.

Paris, 21 juillet 1870.

PIÈCES JUSTIFICATIVES

1° Expériences.

Pour démontrer la manière de se servir de l'appareil, j'ai fait, le 27 mars 1870, dans le laboratoire de M. *Longet*, en présence de MM. *Béclard* et *Broca*, l'expérience suivante : J'ai ouvert l'artère fémorale d'un petit chien, et j'ai laissé couler son sang jusqu'à la cessation des battements du cœur et l'apparition des convulsions. Une minute après, j'ai introduit par la veine jugulaire, à l'aide de mon appareil, 150 grammes du sang défibriné et filtré d'un autre chien. L'animal se redressa immédiatement, et, quelques instants après l'opération, il courait comme si on ne lui avait rien fait.

Pour prouver qu'on peut se servir de la transfusion dans l'asphyxie, j'ai fait également, dans le laboratoire de M. *Longet*, le 19 mars 1870, avec l'assistance de MM. *Carville*, *Landowski* et *Zebrowski*, l'expérience suivante : Deux chiens de même taille et de même force furent placés dans un réservoir rempli de gaz d'éclairage. Au bout de quinze minutes ils ne donnaient presque plus signe de vie ; la respiration avait cessé complétement, et les battements du cœur étaient à peine perceptibles. Les retirant alors, et en abandonnant un à lui-même, je pratiquai sur l'autre une transfusion de 200 grammes du sang défibriné et filtré pris sur un troisième chien. Le premier a succombé, tandis que le second s'est ranimé et reste en parfait état.

J'ai répété cette expérience, avec le même résultat, devant MM. *Béclard* et *Broca*, le 27 mars 1870.

J'ai employé deux fois la transfusion sur l'homme, et

toujours avec le succès le plus complet. Le premier cas (1868) était une éclampsie puerpérale à l'état asphyxique. La malade avait eu avant et après l'accouchement 33 accès, et n'avait pu prendre depuis 36 heures ni aliments ni médicaments à cause du trismus. J'ai fait une déplétion de 420 grammes, et j'ai introduit, avec l'assistance du professeur *Lange*, 210 grammes du sang défibriné et filtré pris sur un confrère, M. le docteur *Vietz*. Après l'opération, les accès ont cessé, la malade a repris connaissance, et au bout de 3 semaines a quitté l'hôpital parfaitement rétablie.

Le second cas s'est présenté l'année dernière. J'ai pratiqué la transfusion sur un nouveau-né, asphyxié par la constriction du cordon. Après avoir transfusé 30 grammes du sang défibriné et filtré pris du placenta de la mère, j'ai obtenu une révivification subite et durable de l'enfant.

Ces deux observations se trouvent racontées en détail dans la *Gazette médicale de Paris*, 1870, n° 2, p. 17.

Pour se convaincre du succès de la transfusion dépléthorique dans la pyohémie, la fièvre puerpérale et la diphthérie, j'ai expérimenté dans le laboratoire de M. *Helmholtz*, sur des animaux que j'avais mis préalablement dans un état maladif analogue par l'infection putride artificielle, et j'ai obtenu à l'aide de transfusions dépléthoriques répétées des résultats favorables.

J'ai décrit ces expériences dans les *Archives de physiologie*, 1870, n° 1, p. 43.

2° LETTRE DE M. H. HELMHOLTZ, PROFESSEUR DE PHYSIOLOGIE A L'UNIVERSITÉ DE HEIDELBERG, A M. A. WURTZ, DOYEN DE LA FACULTÉ DE MÉDECINE DE PARIS.

« Monsieur et honorable collègue,

» Un jeune médecin polonais, le docteur de Belina, qui s'est occupé
» longtemps dans mon laboratoire de la question de la transfusion du
» sang, et qui, comme je le crois, a perfectionné essentiellement la mé-
» thode en remplaçant les seringues grossières des fabricants d'instru-
» ments de chirurgie par un appareil approprié à toutes les exigences
» physiologiques, m'a prié de lui servir d'introducteur auprès de vous,
» et je puis certifier ici qu'il a poursuivi son but scientifique avec une
» grande ardeur, et que ses efforts ont été couronnés du meilleur succès.
» Peut-être pouvez-vous le recommander aux autorités médicales com-
» pétentes, pour qu'on lui donne l'occasion, dans un des hôpitaux de
» Paris, de démontrer sa méthode et de la mettre en pratique.
» Veuillez agréer, monsieur, l'expression de mes sentiments tout
» dévoués.

» *Signé* H. HELMHOLTZ.

» Heidelberg, le 20 janvier 1869. »

3° CERTIFICAT DE LA COMMISSION DE L'ACADÉMIE DE MÉDECINE DE PARIS.

ACADÉMIE IMPÉRIALE DE MÉDECINE DE PARIS.

« Les soussignés, membres de l'Académie de médecine, certifient
» qu'ils ont assisté, en qualité de commission de l'Académie, aux expé-
» riences de transfusion du sang faites par M. le docteur de Belina, à
» l'aide de l'appareil dont il est l'inventeur; que ces expériences ont
» parfaitement réussi, et que l'appareil nous paraît de nature à rendre
» des services dans le traitement des anémies consécutives aux hémor-
» rhagies.

» *Signé* P. BROCA, Jules BÉCLARD.

» Paris, le 18 juillet 1870. »

46. — Paris, Imprimerie de E. MARTINET, rue Mignon, 2.